VEGANSK CIRROS DIET KOKBOK

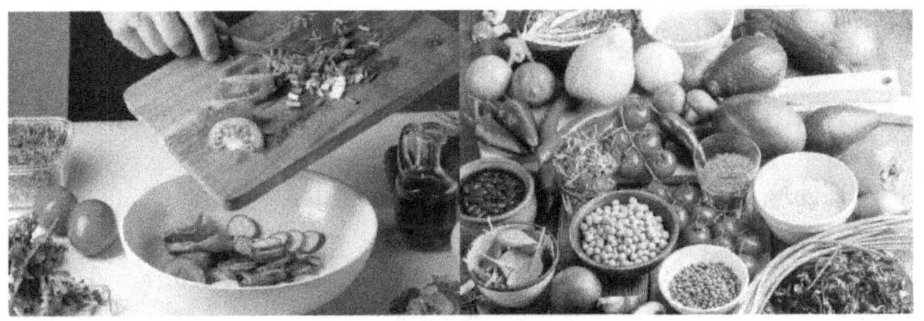

En komplett guide för en nydiagnostiserad, läka och återställa fettlever.

Kerry O. Smith

UPPHOVSRÄTT

Upphovsrätt © av Kerry O. Smith 2024. Alla rättigheter förbehållna.

INNEHÅLLSFÖRTECKNI NG

INFÖRANDET

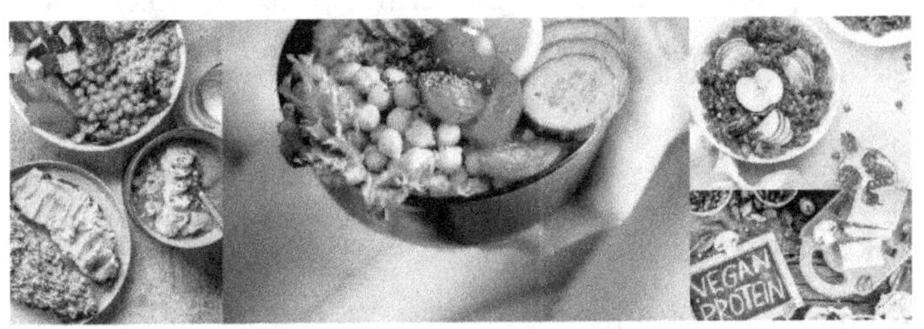

En vegansk cirrosdiet är en växtbaserad kostplan som är utformad för att stödja personer med cirros, ett tillstånd som kännetecknas av ärrbildning i levervävnaden. Denna diet fokuserar på näringsrika, växtbaserade livsmedel samtidigt som animaliska produkter undviks eller minimeras.

Cirros kan bero på olika orsaker, inklusive kronisk alkoholkonsumtion, viral hepatit eller icke-alkoholisk fettleversjukdom, och att anta en välbalanserad vegansk kost kan vara fördelaktigt för att hantera symtom och främja leverhälsa.

Principer för en vegansk cirrosdiet:

Växtbaserade hela livsmedel:

Betona en mängd olika frukter och grönsaker för att ge viktiga vitaminer, mineraler och antioxidanter som stöder den allmänna hälsan.

Inkludera fullkorn, baljväxter, nötter och frön för att säkerställa ett tillräckligt intag av fibrer, protein och essentiella fettsyror.

Proteinkällor:

Välj växtbaserade proteinkällor som bönor, linser, tofu, tempeh och edamame för att tillgodose proteinbehovet samtidigt som du minimerar belastningen på levern.

Måttlighet är nyckeln, eftersom överdrivet proteinintag kan innebära utmaningar för personer med cirros.

Hälsosamma fetter:

Välj källor till hälsosamma fetter, inklusive avokado, nötter, frön och olivolja, som kan ge essentiella fettsyror utan att överbelasta levern.

Begränsat natriumintag:

Minska natriumintaget för att hantera vätskeretention och minimera risken för komplikationer i samband med cirros, såsom ascites.

Välj färska, hela livsmedel framför bearbetade alternativ och undvik att tillsätta extra salt till måltiderna.

Hydrering:

Håll dig tillräckligt hydrerad med vatten, örtteer och andra alkoholfria drycker. Korrekt hydrering stöder leverfunktionen och hjälper till att förebygga komplikationer.

Vitamin- och mineraltillskott:

Övervaka vitamin- och mineralnivåerna, eftersom personer med skrumplever kan vara i riskzonen för brister. En sjukvårdspersonal kan rekommendera lämpliga kosttillskott vid behov.

Individualiserat tillvägagångssätt:

Rådgör med en vårdgivare eller registrerad dietist för att skräddarsy kosten efter individuella behov, med hänsyn till den specifika orsaken och svårighetsgraden av cirros.

Vad är skrumplever?

Cirros är en kronisk och progressiv leversjukdom som kännetecknas av att frisk levervävnad gradvis ersätts med ärrvävnad. Denna ärrbildning stör leverns normala struktur och försämrar dess funktion, vilket hindrar organets förmåga att utföra viktiga uppgifter. Levern, ett vitalt organ som ansvarar för att bearbeta näringsämnen, avgifta skadliga ämnen och producera proteiner som är nödvändiga för blodkoagulering, äventyras hos individer med skrumplever.

Flera faktorer kan bidra till utvecklingen av cirros, med kronisk alkoholkonsumtion, viral hepatit (som hepatit B eller C) och icke-alkoholisk fettlever som vanliga bovar. Med tiden utlöser ihållande leverskador en kaskad av händelser som leder till bildandet av fibrös vävnad, vilket resulterar i den karakteristiska ärrbildning som observeras vid cirros.

När skrumplever fortskrider minskar leverns förmåga att utföra viktiga funktioner. Detta kan visa sig i symtom som trötthet, svaghet, lätt att få blåmärken och svullnad i benen och buken. Dessutom kan nedsatt leverfunktion leda till komplikationer som portal hypertoni, där ökat tryck i portvenen kan resultera i utveckling av varicer (förstorade blodkärl) och ascites, ansamling av vätska i bukhålan.

Cirros är en tyst sjukdom i ett tidigt skede, som ofta uppvisar minimala symtom tills betydande leverskador har uppstått. Att diagnostisera cirros innebär vanligtvis en kombination av medicinsk historia, fysisk undersökning och bildundersökningar, såsom ultraljud eller MRT. Blodprover kan också tas för att bedöma leverfunktionen och identifiera potentiella orsaker till tillståndet.

Att hantera cirros innebär att ta itu med den underliggande orsaken, anta livsstilsförändringar och, i avancerade fall, överväga levertransplantation. Näring spelar en avgörande roll i hanteringen av cirros, med kostval som syftar till att stödja leverfunktionen, hantera komplikationer och främja den allmänna hälsan. Regelbunden medicinsk övervakning och samarbete med vårdpersonal är avgörande för att personer med cirros ska kunna navigera i komplexiteten i detta tillstånd och optimera sin livskvalitet.

Fördelar med skrumplever

Tidig upptäckt och ingripande:

Att upptäcka skrumplever i ett tidigt skede gör det möjligt att ingripa i rätt tid för att bromsa eller stoppa utvecklingen av leverskador. Regelbundna medicinska kontroller och övervakning kan vara avgörande för att identifiera skrumplever innan allvarliga komplikationer uppstår.

Livsstilsförändringar:

En diagnos av skrumplever leder ofta till att individer gör positiva livsstilsförändringar. Det kan handla om att anta en hälsosammare kost, minska eller eliminera alkoholkonsumtionen och införa regelbunden motion, som alla bidrar till det allmänna välbefinnandet.

Näringsmässigt fokus:

Att hantera skrumplever innebär att man är mycket uppmärksam på näringen. Att anta en välbalanserad och levervänlig kost kan hjälpa till att stödja leverfunktionen och hantera symtom i samband med tillståndet. Detta näringsfokus kan leda till förbättrad allmän hälsa.

Medicinska framsteg och behandlingar:

Pågående forskning och medicinska framsteg bidrar till utvecklingen av nya behandlingar och terapier för cirros. Dessa innovationer kan erbjuda förbättrade behandlingsalternativ, särskilt när det gäller att ta itu med de underliggande orsakerna till skrumplever, t.ex. viral hepatit.

Levertransplantation:

I de fall där skrumplever har framskridit blir levertransplantation ett potentiellt livräddande alternativ. Framsteg inom transplantationstekniker, organmatchning och vård efter transplantation har förbättrat resultaten för individer med leversjukdom i slutstadiet.

Medvetenhet och utbildning:

Diagnosen skrumplever ökar ofta medvetenheten om leverhälsa och de faktorer som bidrar till leversjukdomar. Denna ökade medvetenhet kan leda till bättre informerade livsstilsval, förbättrat vårdsökande beteende och förbättrade folkhälsoinsatser för att förebygga och hantera leversjukdomar.

Behandling av skrumplever

Åtgärda bakomliggande orsaker:

Om skrumplever orsakas av kronisk alkoholkonsumtion är alkoholavvänjning en av de primära åtgärderna. Vid skrumplever till följd av viral hepatit kan antivirala läkemedel ordineras för att hantera infektionen och minska leverinflammationen.

Livsstilsförändringar:

Att anta en hälsosam livsstil är avgörande för att hantera skrumplever. Detta inkluderar att upprätthålla en balanserad kost, undvika alkohol och ägna sig åt regelbunden motion. Viktkontroll är också viktigt, särskilt i fall av icke-alkoholisk fettleversjukdom.

Läkemedel:

Olika mediciner kan ordineras för att hantera symtom och komplikationer av cirros. Diuretika kan till exempel hjälpa till att kontrollera vätskeretention och svullnad (ödem) och förhindra utvecklingen av ascites. Laktulos eller andra mediciner kan användas för att hantera leverencefalopati, ett tillstånd där leverns oförmåga att avlägsna gifter från blodet leder till kognitiv försämring.

Näringsstöd:

Rätt näring är avgörande för personer med skrumplever. En registrerad dietist kan skapa en personlig kostplan för att säkerställa tillräckligt näringsintag, särskilt protein, samtidigt som han hanterar kostrestriktioner relaterade till leverns komprometterade funktion.

Hantering av komplikationer:

Cirros kan leda till olika komplikationer som portal hypertoni, åderbråck och blödningar. Mediciner eller procedurer kan rekommenderas för att ta itu med dessa problem och förhindra livshotande komplikationer.

Levertransplantation:

Vid långt framskriden cirros där levern är allvarligt skadad och andra behandlingar inte är effektiva kan levertransplantation övervägas. Levertransplantation innebär att en skadad lever ersätts med en välfungerande lever från en donator.

Regelbunden övervakning:

Personer med cirros behöver regelbundna medicinska kontroller för att övervaka leverfunktionen, bedöma komplikationer och justera behandlingsplaner efter behov. Övervakningen omfattar också rutinmässiga bildundersökningar och blodprover för att utvärdera sjukdomsförloppet.

Stödjande vård:

Stödjande vård fokuserar på att förbättra individens allmänna välbefinnande. Detta kan inkludera rådgivning, stödgrupper och mentalvårdstjänster, eftersom det kan vara känslomässigt utmanande att leva med ett kroniskt tillstånd som cirros.

FRUKOST RECEPT

Hälsosam frukostsallad

INGREDIENSER

- 2 dl blandade grönsaker (spenat, grönkål, ruccola)
- 1/2 dl körsbärstomater, halverade
- 1/4 dl gurka, skivad
- 1/4 dl paprika, tärnad
- 1/4 dl strimlade morötter
- 2 msk pumpafrön
- 1 msk olivolja
- 1 msk balsamvinäger
- Salt och peppar efter smak

FÖRBEREDELSE

Blanda blandade grönsaker, körsbärstomater, gurka, paprika, strimlade morötter och pumpafrön i en stor skål.

Ringla olivolja och balsamvinäger över salladen.

Vänd salladen försiktigt för att täcka ingredienserna jämnt.

Smaka av med salt och peppar.

Servera omedelbart.

Förberedelsetid: 10 minuter

Näringsvärde: (ungefärlig)

Kalorier: 200

Proteiner: 5g

Fibrer: 6g

Hälsosamma fetter: 12g

Veggie Breakfast Skillet för en

INGREDIENSER

- 1/2 dl fast tofu, smulad
- 1/4 kopp svarta bönor, avrunna och sköljda
- 1/4 dl körsbärstomater, halverade
- 1/4 dl paprika, tärnad

- 1/4 dl rödlök, finhackad

- 1 vitlöksklyfta, finhackad

- 1 msk olivolja

- 1/2 tesked mald spiskummin

- Salt och peppar efter smak

- Färsk koriander till garnering (valfritt)

FÖRBEREDELSE

Värm olivolja i en stekpanna på medelvärme.

Tillsätt vitlök och rödlök och fräs tills det mjuknat.

Tillsätt smulad tofu, svarta bönor, körsbärstomater och paprika i stekpannan.

Strö över malen spiskummin, salt och peppar. Rör om väl.

Koka tills tofun är lätt brun och grönsakerna är mjuka.

Garnera med färsk koriander om så önskas.

Servera varmt.

Förberedelsetid: 15 minuter

Näringsvärde: (ungefärlig)

Kalorier: 250

Proteiner: 15g

Fibrer: 6g

Hälsosamma fetter: 12g

Mexikansk frukostpasta

INGREDIENSER

- 1 dl fullkornspasta, kokt
- 1/4 kopp svarta bönor, avrunna och sköljda
- 1/4 kopp majskärnor
- 1/4 dl körsbärstomater, halverade
- 1/4 dl avokado, tärnad
- 1 msk färsk koriander, hackad
- 1 msk limejuice
- 1 tsk chilipulver
- Salt och peppar efter smak

FÖRBEREDELSE

Kombinera kokt pasta, svarta bönor, majs, körsbärstomater och avokado i en skål.

Ringla limejuice över blandningen.

Strö över chilipulver, salt och peppar. Kasta försiktigt.

Garnera med färsk koriander.

Servera varm eller kall.

Förberedelsetid: 20 minuter

Näringsvärde: (ungefärlig)

Kalorier: 300

Proteiner: 10g

Fibrer: 8g

Hälsosamma fetter: 7g

Veggie Frukost Tacos

INGREDIENSER

- 2 små fullkornstortillas

- 1/2 dl svarta bönor, mosade
- 1/2 kopp tofuröra (tofu, gurkmeja, näringsjäst, salt)
- 1/4 dl salsa
- 1/4 dl avokado, skivad
- Färsk koriander till garnering (valfritt)

FÖRBEREDELSE

Värm tortillorna i en torr stekpanna eller mikrovågsugn.

Bred ut mosade svarta bönor på varje tortilla.

Toppa med tofuröra, salsa och avokadoskivor.

Garnera med färsk koriander om så önskas.

Vik ihop tortillorna och servera.

Förberedelsetid: 15 minuter

Näringsvärde: (ungefärlig)

Kalorier: 350

Proteiner: 15g

Fibrer: 8g

Hälsosamma fetter: 15g

Krossad avokadotoast

INGREDIENSER

- 2 skivor fullkornsbröd, rostat
- 1 mogen avokado
- 1 tsk limejuice
- Salt och peppar efter smak
- Valfri pålägg: körsbärstomater, rädisskivor, mikrogrönt

FÖRBEREDELSE

Mosa den mogna avokadon med limejuice i en skål.

Smaka av med salt och peppar.

Fördela den krossade avokadon jämnt på de rostade brödskivorna.

Toppa med ytterligare toppings om så önskas.

Servera omedelbart.

Förberedelsetid: 10 minuter

Näringsvärde: (ungefärlig)

Kalorier: 250

Proteiner: 5g

Fibrer: 8g

Hälsosamma fetter: 15g

Hälsosamma veganska frukostburritos

INGREDIENSER

- 2 fullkornstortillas
- 1/2 kopp svarta bönor, kokta och mosade
- 1/2 dl fast tofu, smulad
- 1/4 dl paprika, tärnad
- 1/4 dl rödlök, finhackad
- 1/4 dl avokado, skivad
- 2 msk salsa
- 1 msk näringsjäst
- Färsk koriander till garnering (valfritt)

FÖRBEREDELSE

Fräs tofu, paprika och rödlök i en stekpanna tills grönsakerna är mjuka.

Värm tortillorna.

Bred ut mosade svarta bönor på varje tortilla.

Lägg sauterad tofu och grönsaker ovanpå.

Toppa med avokadoskivor, salsa, näringsjäst och färsk koriander om så önskas.

Rulla tortillabröden till burritos och servera.

Förberedelsetid: 20 minuter

Näringsvärde: (ungefärlig)

Kalorier: 400

Proteiner: 20g

Fibrer: 10g

Hälsosamma fetter: 15g

Sydväst Sötpotatis Frukost Hash

INGREDIENSER

- 1 medelstor sötpotatis, tärnad
- 1/2 kopp svarta bönor, kokta
- 1/4 dl rödlök, finhackad
- 1/4 dl paprika, tärnad
- 1/4 kopp majskärnor
- 1 msk olivolja
- 1 tsk mald spiskummin
- 1/2 tsk rökt paprika
- Salt och peppar efter smak
- Färsk koriander till garnering (valfritt)

FÖRBEREDELSE

Värm olivolja i en stekpanna på medelvärme.

Tillsätt sötpotatis, rödlök och paprika och koka tills sötpotatisen är mjuk.

Tillsätt svarta bönor och majs i stekpannan.

Strö över mald spiskummin, rökt paprikapulver, salt och peppar. Rör om väl.

Koka tills blandningen är genomvärmd.

Garnera med färsk koriander om så önskas.

Servera varm.

Förberedelsetid: 25 minuter

Näringsvärde: (ungefärlig)

Kalorier: 350

Proteiner: 10g

Fibrer: 8g

Hälsosamma fetter: 10g

Frukostsallad med grön tahini-lime

INGREDIENSER

- 2 dl blandade grönsaker (grönkål, spenat, ruccola)
- 1/2 dl körsbärstomater, halverade
- 1/4 dl gurka, skivad
- 1/4 dl röd paprika, tärnad
- 1/4 kopp kokt quinoa
- 2 msk pumpafrön

- Dressing: 2 msk tahini, 1 msk limejuice, 1 msk vatten, salt och peppar efter smak

FÖRBEREDELSE

Blanda blandade grönsaker, körsbärstomater, gurka, röd paprika, kokt quinoa och pumpafrön i en stor skål.

Vispa ihop tahini, limejuice, vatten, salt och peppar i en liten skål för att skapa dressingen.

Ringla dressingen över salladen och blanda försiktigt.

Servera omedelbart.

Förberedelsetid: 15 minuter

Näringsvärde: (ungefärlig)

Kalorier: 300

Proteiner: 10g

Fibrer: 8g

Hälsosamma fetter: 15g

Hemlagade Hash Browns med spenat

INGREDIENSER

- 2 medelstora potatisar, skalade och rivna
- 1 dl färsk spenat, hackad
- 1/4 dl rödlök, finhackad
- 1 msk olivolja
- 1/2 tsk vitlökspulver
- Salt och peppar efter smak

FÖRBEREDELSE

Lägg den rivna potatisen i en ren kökshandduk och krama ur överflödig fukt.

Kombinera riven potatis, hackad spenat och rödlök i en skål.

Hetta upp olivolja i en stekpanna på medelvärme.

Tillsätt potatisblandningen i stekpannan och sprid ut den jämnt.

Strö över vitlökspulver, salt och peppar.

Koka tills botten är gyllenbrun, vänd sedan och stek den andra sidan.

När båda sidor är krispiga och potatisen är genomkokt, ta bort den från värmen.

Servera varmt.

Förberedelsetid: 30 minuter

Näringsvärde: (ungefärlig)

Kalorier: 250

Proteiner: 5g

Fibrer: 5g

Hälsosamma fetter: 7g

LUNCH RECEPT

Tomatspenatsallad med röd paprikadressing

INGREDIENSER

- 2 dl spenatblad
- 1 dl körsbärstomater, halverade
- 1/4 dl rödlök, tunt skivad
- 1/4 dl gurka, skivad
- Dressing: 1/4 kopp rostad röd paprika, 2 msk olivolja, 1 msk balsamvinäger, salt och peppar efter smak

FÖRBEREDELSE

Blanda spenat, körsbärstomater, rödlök och gurka i en stor skål.

Kombinera rostad röd paprika, olivolja, balsamvinäger, salt och peppar i en mixer. Mixa till en slät smet.

Ringla dressingen över salladen och blanda försiktigt.

Servera omedelbart.

Förberedelsetid: 15 minuter

Näringsvärde: (ungefärlig)

Kalorier: 150

Proteiner: 3g

Fibrer: 4g

Hälsosamma fetter: 10g

Semester Cobb sallad

INGREDIENSER

- 2 dl blandade grönsaker
- 1/2 dl körsbärstomater, halverade
- 1/4 dl gurka, tärnad
- 1/4 dl avokado, tärnad
- 1/4 dl rödkål, strimlad
- 1/4 kopp valnötter, hackade

- Dressing: 2 msk olivolja, 1 msk dijonsenap, 1 msk lönnsirap, salt och peppar efter smak

FÖRBEREDELSE

Lägg upp de blandade örterna på en tallrik.

Toppa med körsbärstomater, gurka, avokado, rödkål och valnötter.

Vispa ihop olivolja, dijonsenap, lönnsirap, salt och peppar i en liten skål.

Ringla dressingen över salladen.

Servera omedelbart.

Förberedelsetid: 20 minuter

Näringsvärde: (ungefärlig)

Kalorier: 300

Proteiner: 5g

Fibrer: 6g

Hälsosamma fetter: 20g

Halos Mandariner och Rödbetor Holiday Sallad

INGREDIENSER

- 2 dl blandade grönsaker
- 1/2 dl rostade rödbetor, skivade
- 1 Halos mandarin, skalad och segmenterad
- 1/4 kopp valnötter, hackade
- Dressing: 2 msk olivolja, 1 msk äppelcidervinäger, 1 tsk dijonsenap, salt och peppar efter smak

FÖRBEREDELSE

Lägg upp de blandade örterna på en tallrik.

Toppa med rostade rödbetor, Halos mandarinklyftor och hackade valnötter.

Vispa ihop olivolja, äppelcidervinäger, dijonsenap, salt och peppar i en liten skål.

Ringla dressingen över salladen.

Servera omedelbart.

Förberedelsetid: 15 minuter

Näringsvärde: (ungefärlig)

Kalorier: 250

Proteiner: 4g

Fibrer: 5g

Hälsosamma fetter: 18g

Quinoasallad med majsärtor

Ingredienser

- 1 dl kokt quinoa
- 1/2 kopp majskärnor (färska eller frysta)
- 1/2 kopp ärtor (färska eller frysta)
- 1/4 dl röd paprika, tärnad
- 1/4 dl salladslök, hackad
- Dressing: 2 msk olivolja, 1 msk citronsaft, 1 tsk dijonsenap, salt och peppar efter smak

FÖRBEREDELSE

Kombinera kokt quinoa, majs, ärtor, röd paprika och salladslök i en skål.

Vispa ihop olivolja, citronsaft, dijonsenap, salt och peppar i en liten skål.

Ringla dressingen över quinoablandningen och blanda försiktigt.

Servera kyld eller rumstempererad.

Förberedelsetid: 20 minuter

Näringsvärde: (ungefärlig)

Kalorier: 300

Proteiner: 8g

Fibrer: 6g

Hälsosamma fetter: 10g

Majs och zucchini Pan Omelett

INGREDIENSER

- 1 kopp majskärnor (färska eller frysta)

- 1 liten zucchini, riven
- 1/4 dl röd paprika, tärnad
- 1/4 dl salladslök, hackad
- 1/2 dl kikärtsmjöl
- 1/2 kopp vatten
- 1 msk näringsjäst
- 1 tsk bakpulver
- Salt och peppar efter smak
- 1 msk olivolja för matlagning

FÖRBEREDELSE

Vispa ihop kikärtsmjöl, vatten, näringsjäst, bakpulver, salt och peppar i en skål för att skapa en smet.

Rör ner majs, riven zucchini, röd paprika och salladslök.

Hetta upp olivolja i en stekpanna på medelvärme.

Häll smeten i stekpannan och koka tills kanterna har stelnat.

Vänd och stek den andra sidan tills den är gyllenbrun.

Skär omeletten i skivor och servera.

Förberedelsetid: 25 minuter

Näringsvärde: (ungefärlig)

Kalorier: 250

Proteiner: 10g

Fibrer: 5g

Hälsosamma fetter: 8g

Grönkål och KORU äppelsallad

INGREDIENSER

- 2 dl grönkål, hackad
- 1 KURU-äpple, urkärnat och tunt skivat
- 1/4 dl torkade tranbär
- 1/4 kopp pekannötter, hackade
- Dressing: 2 msk olivolja, 1 msk äppelcidervinäger, 1 tsk lönnsirap, salt och peppar efter smak

FÖRBEREDELSE

Massera grönkålen i en stor skål med lite olivolja för att mjukgöra.

Tillsätt KORU äppelskivor, torkade tranbär och hackade pekannötter.

Vispa ihop olivolja, äppelcidervinäger, lönnsirap, salt och peppar i en liten skål.

Ringla dressingen över salladen och blanda försiktigt.

Servera omedelbart.

Förberedelsetid: 15 minuter

Näringsvärde: (ungefärlig)

Kalorier: 280

Proteiner: 3g

Fibrer: 6g

Hälsosamma fetter: 15g

Pestopastasallad med soltorkad tomat

INGREDIENSER

- 1 dl fullkornspasta, kokt
- 1/4 dl soltorkade tomater, hackade
- 1/4 dl kronärtskockshjärtan, hackade
- 1/4 kopp svarta oliver, skivade
- 2 msk vegansk pesto
- 1 msk pinjenötter
- Färsk basilika till garnering (valfritt)

FÖRBEREDELSE

Kombinera kokt pasta, soltorkade tomater, kronärtskockshjärtan och svarta oliver i en skål.

Tillsätt vegansk pesto och blanda tills ingredienserna är väl belagda.

Strö pinjenötter ovanpå.

Garnera med färsk basilika om så önskas.

Servera kyld eller rumstempererad.

Förberedelsetid: 20 minuter

Näringsvärde: (ungefärlig)

Kalorier: 350

Proteiner: 8g

Fibrer: 6g

Hälsosamma fetter: 15g

Snabbt och enkelt rostat Za'atar Chicken Gyros

INGREDIENSER

- 2 fullkornstunnbröd eller pitabröd
- 1 dl strimlad sallad
- 1/2 dl gurka, tunt skivad
- 1/4 dl körsbärstomater, halverade
- 1/4 dl rödlök, tunt skivad
- 1/4 kopp Kalamata oliver, skivade
- Vegansk tzatzikisås (köpt i butik eller hemlagad)

- Za'atar-krydda för strössel

FÖRBEREDELSE

Värm tunnbröden eller pitabröd

Lägg strimlad sallad på varje tunnbröd.

Toppa med gurka, körsbärstomater, rödlök och Kalamataoliver.

Ringla vegansk tzatzikisås över grönsakerna.

Strö Za'atar-krydda ovanpå.

Rulla tunnbröden till gyros och servera.

Förberedelsetid: 15 minuter

Näringsvärde: (ungefärlig)

Kalorier: 300

Proteiner: 8g

Fibrer: 6g

Hälsosamma fetter: 10g

MIDDAG RECEPT

Kyckling Tortilla Gryta

INGREDIENSER

- 2 koppar kokt och strimlad jackfrukt eller växtbaserad kycklingersättning
- 1 dl svarta bönor, avrunna och sköljda
- 1 dl majskärnor
- 1 kopp enchiladasås (köpt i butik eller hemlagad)
- 6 fullkornstortillas, skurna i strimlor
- 1 kopp vegansk ost, strimlad
- 1/4 dl salladslök, hackad

FÖRBEREDELSE

Värm ugnen till 375°F (190 ° C).

Lägg hälften av tortillaremsorna, jackfrukten, svarta bönor, majs, enchiladasås och vegansk ost i en ugnsform.

Upprepa skiktningen med resten av ingredienserna.

Grädda i 25-30 minuter eller tills de är bubbliga och gyllene.

Garnera med hackad salladslök.

Servera varm.

Förberedelsetid: 35 minuter

Näringsvärde: (ungefärlig)

Kalorier: 350

Proteiner: 15g

Fibrer: 8g

Hälsosamma fetter: 10g

Tonfisk Tacos

INGREDIENSER

- 1 burk kikärtor, avrunna och mosade
- 2 msk vegansk majonnäs
- 1 msk dijonsenap
- 1 msk citronsaft

- 1/4 dl selleri, finhackad
- 1/4 dl rödlök, finhackad
- 1 tsk dill, hackad
- 6 små fullkornstortillas
- 1 dl strimlad sallad
- 1/2 dl körsbärstomater, halverade
- 1/4 dl gurka, skivad

FÖRBEREDELSE

Blanda kikärtor, vegansk majonnäs, dijonsenap, citronsaft, selleri, rödlök och dill i en skål.

Värm tortillorna.

Skeda kikärtsblandningen på varje tortilla.

Toppa med strimlad sallad, körsbärstomater och gurka.

Servera omedelbart.

Förberedelsetid: 15 minuter

Näringsvärde: (ungefärlig)

Kalorier: 300

Proteiner: 12g

Fibrer: 8g

Hälsosamma fetter: 8g

Vegetabilisk lasagne

INGREDIENSER

- 9 fullkornslasagnenudlar, kokta

- 2 dl marinarasås (köpt i butik eller hemlagad)

- 2 dl zucchini, tunt skivad

- 2 dl spenat, hackad

- 1 dl champinjoner, skivade

- 1 dl vegansk ricottaost

- 1 kopp vegansk mozzarellaost, strimlad

- 1/4 kopp färsk basilika, hackad

FÖRBEREDELSE

Värm ugnen till 375°F (190 ° C).

Bred ut ett lager marinarasås i en ugnsform.

Lägg tre lasagnenudlar ovanpå.

Varva zucchini, spenat, champinjoner, vegansk ricotta och vegansk mozzarella.

Upprepa lagren och avsluta med ett lager marinarasås och vegansk mozzarella.

Grädda i 30-35 minuter eller tills de är bubbliga och gyllene.

Garnera med färsk basilika.

Låt svalna något innan servering.

Förberedelsetid: 45 minuter

Näringsvärde: (ungefärlig)

Kalorier: 400

Proteiner: 15g

Fibrer: 10g

Hälsosamma fetter: 12g

Grillad kyckling, päron och avokadotoast

INGREDIENSER

- 2 skivor fullkornsbröd, rostat
- 1/2 kopp kokt och strimlad jackfrukt eller växtbaserad kycklingersättning
- 1/2 moget päron, skivat
- 1/2 avokado, skivad
- 1 msk balsamicoglasyr
- Färsk ruccola till garnering (valfritt)

FÖRBEREDELSE

Rosta fullkornsbrödskivorna.

Toppa varje skiva med strimlad jackfrukt, päronskivor och avokadoskivor.

Ringla över balsamicoglasyr.

Garnera med färsk ruccola om så önskas.

Servera omedelbart.

Förberedelsetid: 15 minuter

Näringsvärde: (ungefärlig)

Kalorier: 300

Proteiner: 10g

Fibrer: 8g

Hälsosamma fetter: 15g

Hummus Turkiet köttbullar

INGREDIENSER

- 1 kopp vegansk köttfärsersättning (t.ex. tempeh eller jackfrukt)
- 1/4 kopp ströbröd
- 1/4 kopp hummus
- 1 msk linfrömjöl (blandat med 3 msk vatten, som äggersättning)
- 1 tsk vitlökspulver
- 1/2 tsk spiskummin
- Salt och peppar efter smak
- Olivolja för matlagning

FÖRBEREDELSE

Värm ugnen till 375°F (190 ° C).

Blanda veganskt köttfärs, brödsmulor, hummus, linfröblandning, vitlökspulver, spiskummin, salt och peppar i en skål.

Forma smeten till små köttbullar.

Lägg köttbullarna på en plåt klädd med bakplåtspapper.

Grädda i 20-25 minuter eller tills de är genomstekta.

Hetta upp olivolja i en stekpanna och bryn köttbullarna lätt.

Servera varmt.

Förberedelsetid: 30 minuter

Näringsvärde: (ungefärlig)

Kalorier: 250

Proteiner: 12g

Fibrer: 5g

Hälsosamma fetter: 10g

Thailändsk kycklingsalladswrap med blåbär

INGREDIENSER

- 1 kopp kokt och strimlad jackfrukt eller växtbaserad kycklingersättning
- 1/2 dl strimlad kål
- 1/4 dl strimlade morötter
- 1/4 kopp färsk koriander, hackad
- 1/4 dl blåbär
- 2 msk jordnötter, hackade
- 1 msk thailändsk jordnötssås
- 2 fullkornstortillas

FÖRBEREDELSE

Kombinera strimlad jackfrukt, kål, morötter, koriander, blåbär och jordnötter i en skål.

Ringla thailändsk jordnötssås över blandningen och blanda försiktigt.

Värm fullkornstortillorna.

Skeda blandningen på varje tortilla.

Rulla tortillabröden till wraps och servera.

Förberedelsetid: 20 minuter

Näringsvärde: (ungefärlig)

Kalorier: 350

Proteiner: 15g

Fibrer: 8g

Hälsosamma fetter: 10g

Kycklingtacos med persikosalsa

INGREDIENSER

- 1 kopp kokt och strimlad jackfrukt eller växtbaserad kycklingersättning
- 6 små fullkornstortillas
- 1 dl strimlad sallad

- 1/2 dl persikosalsa (tärnade persikor, rödlök, koriander, limejuice)
- 1/4 kopp vegansk yoghurt eller cashewkräm
- Färsk koriander till garnering (valfritt)

FÖRBEREDELSE

Värm fullkornstortillorna.

Fyll varje tortilla med strimlad jackfrukt, strimlad sallad och persikosalsa.

Ringla över vegansk yoghurt eller cashewgrädde.

Garnera med färsk koriander om så önskas.

Servera omedelbart.

Förberedelsetid: 15 minuter

Näringsvärde: (ungefärlig)

Kalorier: 300

Proteiner: 12g

Fibrer: 6g

Hälsosamma fetter: 8g

Grillade kycklingspett

INGREDIENSER

- 1 dl körsbärstomater
- 1 dl paprika, skuren i bitar
- 1 dl rödlök, skuren i bitar
- 1 dl champinjoner
- 1 dl fast tofu eller tempeh, skuren i tärningar
- Marinad: 2 msk olivolja, 1 msk balsamvinäger, 1 tsk italiensk krydda, salt och peppar efter smak

FÖRBEREDELSE

Vispa ihop olivolja, balsamvinäger, italiensk krydda, salt och peppar i en skål för att skapa marinaden.

Trä körsbärstomater, paprika, rödlök, champinjoner och tofu eller tempeh på spett.

Pensla spetten med marinaden.

Grilla spetten på medelvärme i 10-15 minuter, vänd då och då, tills grönsakerna är mjuka och tofu/tempeh fått färg.

Servera varmt.

Förberedelsetid: 30 minuter

Näringsvärde: (ungefärlig)

Kalorier: 250

Proteiner: 10g

Fibrer: 6g

Hälsosamma fetter: 10g

DRYCK OCH SMOOTHIES

Ananas Selleri Smoothie

INGREDIENSER

- 1 dl färska ananasbitar
- 2 selleristjälkar, hackade
- 1 banan, skalad
- 1/2 dl kokosvatten
- 1/2 kopp isbitar

FÖRBEREDELSE

Lägg ananasbitar, selleri, banan, kokosvatten och isbitar i en mixer.

Mixa till en slät smet.

Häll upp i ett glas och servera genast.

Förberedelsetid: 10 minuter

Näringsvärde: (ungefärlig)

Kalorier: 150

Proteiner: 2g

Fibrer: 4g

Hälsosamma fetter: 1g

Soluppgång Butternut Squash Smoothie

INGREDIENSER

- 1 dl rostad butternutpumpa, kyld
- 1 apelsin, skalad och klyftad
- 1/2 kopp mandelmjölk
- 1 msk chiafrön
- 1/2 tsk gurkmeja
- 1/2 tsk kanel
- 1/2 kopp isbitar

FÖRBEREDELSE

Kombinera rostad butternutpumpa, apelsinklyftor, mandelmjölk, chiafrön, gurkmeja, kanel och isbitar i en mixer.

Mixa till en slät smet.

Häll upp i ett glas och njut.

Förberedelsetid: 15 minuter

Näringsvärde: (ungefärlig)

Kalorier: 200

Proteiner: 3g

Fibrer: 7g

Hälsosamma fetter: 5g

Triple Berry Grön Smoothie

INGREDIENSER

- 1/2 dl blåbär
- 1/2 dl hallon
- 1/2 dl jordgubbar, skalade
- 1 dl spenatblad
- 1/2 banan, skalad
- 1/2 dl kokosvatten
- 1/2 kopp isbitar

FÖRBEREDELSE

Blanda blåbär, hallon, jordgubbar, spenat, banan, kokosvatten och isbitar i en mixer.

Mixa till en slät smet.

Häll upp i ett glas och servera.

Förberedelsetid: 10 minuter

Näringsvärde: (ungefärlig)

Kalorier: 120

Proteiner: 3g

Fibrer: 6g

Hälsosamma fetter: 1g

Rosa Sunrise Frukost Smoothie

INGREDIENSER

- 1 dl vattenmelon, tärnad
- 1/2 dl jordgubbar, skalade
- 1/2 dl gurka, skalad och skivad

- 1/2 kopp ananasbitar
- 1/2 dl kokosvatten
- 1/2 kopp isbitar

FÖRBEREDELSE

Lägg vattenmelon, jordgubbar, gurka, ananas, kokosvatten och isbitar i en mixer.

Mixa till en slät smet.

Häll upp i ett glas och njut av den uppfriskande smaken.

Förberedelsetid: 10 minuter

Näringsvärde: (ungefärlig)

Kalorier: 90

Proteiner: 2g

Fibrer: 3g

Hälsosamma fetter: 1g

Bär Mango Grönkål Smoothie

INGREDIENSER

- 1/2 dl blandade bär (blåbär, hallon, björnbär)
- 1/2 kopp mangobitar
- 1 dl grönkålsblad, stjälkarna borttagna
- 1/2 banan, skalad
- 1/2 kopp mandelmjölk
- 1/2 kopp isbitar

Förberedelse:

Kombinera blandade bär, mangobitar, grönkål, banan, mandelmjölk och isbitar i en mixer.

Mixa till en slät smet.

Häll upp i ett glas och servera genast.

Förberedelsetid: 10 minuter

Näringsvärde: (ungefärlig)

Kalorier: 130

Proteiner: 3g

Fibrer: 6g

Hälsosamma fetter: 2g

Blåbär Blomkål Smoothie

INGREDIENSER

- 1/2 dl blåbär
- 1/2 kopp blomkålsbuketter, ångade och kylda
- 1/2 banan, skalad
- 1 msk mandelsmör
- 1/2 kopp mandelmjölk
- 1/2 kopp isbitar

FÖRBEREDELSE

Blanda blåbär, ångad blomkål, banan, mandelsmör, mandelmjölk och isbitar i en mixer.

Mixa till en slät smet.

Häll upp i ett glas och njut av den krämiga konsistensen.

Förberedelsetid: 15 minuter

Näringsvärde: (ungefärlig)

Kalorier: 160

Proteiner: 4g

Fibrer: 5g

Hälsosamma fetter: 8g

Blodapelsin, Bär, Spenat Smoothie

INGREDIENSER

- 1 blodapelsin, skalad och segmenterad
- 1/2 dl blandade bär (jordgubbar, hallon, björnbär)
- 1 dl spenatblad
- 1/2 banan, skalad
- 1/2 dl kokosvatten
- 1/2 kopp isbitar

FÖRBEREDELSE

Lägg blodapelsinklyftor, blandade bär, spenat, banan, kokosvatten och isbitar i en mixer.

Mixa till en slät smet.

Häll upp i ett glas och njut av de livfulla färgerna.

Förberedelsetid: 10 minuter

Näringsvärde: (ungefärlig)

Kalorier: 110

Proteiner: 3g

Fibrer: 5g

Hälsosamma fetter: 1g

Bemästra immunstärkande smoothie

INGREDIENSER

- 1 dl ananasbitar
- 1/2 kopp mangobitar
- 1/2 kopp apelsinjuice
- 1/2 kopp grekisk yoghurt (eller växtbaserad yoghurt)
- 1 msk honung (eller lönnsirap)
- 1/2 tsk gurkmeja

- 1/2 tsk ingefära, riven
- 1/2 kopp isbitar

FÖRBEREDELSE

Kombinera ananasbitar, mangobitar, apelsinjuice, grekisk yoghurt, honung, gurkmeja, ingefära och isbitar i en mixer.

Mixa till en slät smet.

Häll upp i ett glas och njut av den immunstärkande godheten.

Förberedelsetid: 10 minuter

Näringsvärde: (ungefärlig)

Kalorier: 200

Proteiner: 5g

Fibrer: 3g

Hälsosamma fetter: 1g

Avokado Grönkål Superfood Smoothie

INGREDIENSER

- 1/2 avokado, skalad och urkärnad
- 1 dl grönkålsblad, stjälkarna borttagna
- 1/2 dl gurka, skalad och skivad
- 1/2 dl gröna druvor
- 1/2 dl kokosvatten
- 1 msk chiafrön
- 1/2 kopp isbitar

FÖRBEREDELSE

Kombinera avokado, grönkål, gurka, gröna druvor, kokosvatten, chiafrön och isbitar i en mixer.

Mixa till en slät smet.

Häll upp i ett glas och njut av den näringsrika godheten.

Förberedelsetid: 10 minuter

Näringsvärde: (ungefärlig)

Kalorier: 180

Proteiner: 4g

Fibrer: 7g

Hälsosamma fetter: 10g

Matcha smoothie med grönt te

INGREDIENSER

- 1 tsk matchapulver
- 1/2 kopp ananasbitar
- 1/2 banan, skalad
- 1/2 dl spenatblad
- 1/2 kopp mandelmjölk
- 1 msk agavesirap (valfritt)
- 1/2 kopp isbitar

FÖRBEREDELSE

Kombinera matchapulver, ananasbitar, banan, spenat, mandelmjölk, agavesirap och isbitar i en mixer.

Mixa till en slät smet.

Häll upp i ett glas och njut av det antioxidantrika gröna teet.

Förberedelsetid: 10 minuter

Näringsvärde: (ungefärlig)

Kalorier: 130

Proteiner: 3g

Fibrer: 4g

Hälsosamma fetter: 2g

DESSERTER OCH SNACKS

Bakade pommes frites av sötpotatis

INGREDIENSER

- 2 stora sötpotatisar, skurna i pommes frites
- 2 msk olivolja
- 1 tsk paprika
- 1/2 tsk vitlökspulver
- Salt och peppar efter smak

Förberedelse

Värm ugnen till 425°F (220 ° C).

Släng sötpotatispommes frites med olivolja, paprika, vitlökspulver, salt och peppar i en skål.

Bred ut pommes fritesen i ett enda lager på en plåt.

Grädda i 25-30 minuter eller tills de är gyllene och krispiga.

Servera varmt.

Förberedelsetid: 35 minuter

Näringsvärde: (ungefärlig)

Kalorier: 150

Proteiner: 2g

Fibrer: 4g

Hälsosamma fetter: 5g

Grönsakscrudité med hummus

INGREDIENSER

- 1 dl babymorötter
- 1 dl körsbärstomater
- 1 gurka, skivad
- 1 paprika, skivad
- 1 dl sockerärtor
- Hummus att doppa i

Förberedelse

Lägg upp babymorötter, körsbärstomater, gurkskivor, paprikaskivor och sockerärtor på en tallrik.

Servera med en sida av hummus att doppa.

Njut av detta uppfriskande och krispiga mellanmål.

Förberedelsetid: 10 minuter

Näringsvärde: (ungefärlig)

Kalorier: 100

Proteiner: 3g

Fibrer: 6g

Hälsosamma fetter: 5g

Bär och chiafröparfait

INGREDIENSER

- 1 dl blandade bär (jordgubbar, blåbär, hallon)
- 1/2 dl chiapudding (chiafrön blandade med mandelmjölk)

- 1/2 dl granola
- 1/2 kopp kokosyoghurt

FÖRBEREDELSE

Lägg blandade bär, chiapudding, granola och kokosyoghurt i ett glas eller en skål.

Upprepa lagren.

Toppa med ytterligare bär.

Servera kyld.

Förberedelsetid: 15 minuter

Näringsvärde: (ungefärlig)

Kalorier: 250

Proteiner: 6g

Fibrer: 10g

Hälsosamma fetter: 8g

Avokadotoast med tomat och groddar

INGREDIENSER

- 2 skivor fullkornsbröd, rostat
- 1 mogen avokado, mosad
- 1 tomat, skivad
- Groddar för topping
- Salt och peppar efter smak

FÖRBEREDELSE

Fördela mosad avokado jämnt på det rostade brödet.

Toppa med tomatskivor och groddar.

Smaka av med salt och peppar.

Servera som ett gott och mättande mellanmål.

Förberedelsetid: 10 minuter

Näringsvärde: (ungefärlig)

Kalorier: 200

Proteiner: 5g

Fibrer: 8g

Hälsosamma fetter: 12g

Grekisk yoghurt med färsk frukt och nötter

INGREDIENSER

- 1 dl mjölkfri grekisk yoghurt
- 1/2 kopp blandad färsk frukt (bär, kiwi, banan)
- 2 msk hackade nötter (mandel, valnötter)

FÖRBEREDELSE

Skeda mjölkfri grekisk yoghurt i en skål.

Toppa med blandad färsk frukt och hackade nötter.

Njut av detta proteinrika och smakrika mellanmål.

Förberedelsetid: 5 minuter

Näringsvärde: (ungefärlig)

Kalorier: 250

Proteiner: 12g

Fibrer: 5g

Hälsosamma fetter: 8g

Energi bollar

INGREDIENSER

- 1 dl havregryn
- 1/2 dl mandelsmör
- 1/4 kopp lönnsirap
- 1/4 kopp chiafrön
- 1/2 dl strimlad kokos
- 1/2 tesked vaniljextrakt
- En nypa salt

FÖRBEREDELSE

Blanda havregryn, mandelsmör, lönnsirap, chiafrön, strimlad kokosnöt, vaniljextrakt och en nypa salt i en skål.

Forma blandningen till små energibollar.

Ställ i kylen i minst 30 minuter för att stelna.

Njut av dessa näringsrika och energigivande mellanmål.

Förberedelsetid: 15 minuter

Näringsvärde: (ungefärlig)

Kalorier: 150

Proteiner: 4g

Fibrer: 4g

Hälsosamma fetter: 8g

Gurka och hummus roll-ups

INGREDIENSER

- 1 gurka, tunt skivad
- Hummus för spridning
- Färska örter (persilja, koriander) till garnering

FÖRBEREDELSE

Lägg gurkskivorna platta.

Bred ut ett tunt lager hummus på varje skiva.

Rulla ihop gurkskivorna.

Fäst med tandpetare och garnera med färska örter.

Servera som ett lätt och återfuktande mellanmål.

Förberedelsetid: 10 minuter

Näringsvärde: (ungefärlig)

Kalorier: 50

Proteiner: 2g

Fibrer: 2g

Hälsosamma fetter: 3 g

Quinoasallad med rostade grönsaker

INGREDIENSER

- 1 dl kokt quinoa
- 1 dl blandade rostade grönsaker (zucchini, paprika, körsbärstomater)

- 1/4 kopp balsamicovinägrettdressing
- Färsk basilika till garnering (valfritt)

FÖRBEREDELSE

Kombinera kokt quinoa och blandade rostade grönsaker i en skål.

Ringla över balsamicovinägrettdressing och blanda försiktigt.

Garnera med färsk basilika om så önskas.

Servera som ett hälsosamt och mättande mellanmål.

Förberedelsetid: 20 minuter

Näringsvärde: (ungefärlig)

Kalorier: 200

Proteiner: 6g

Fibrer: 5g

Hälsosamma fetter: 6g

SLUTSATS

Resan genom sidorna i "A Simpler Approach to the Vegan Cirros Diet" har avslöjat en betydande koppling mellan våra kostval och leverhälsa. Den här guiden förenklar inte bara komplexiteten i att behandla skrumplever med en vegansk livsstil, utan gör det också möjligt för läsarna att fatta välgrundade beslut om sin egen hälsa. När vi tar farväl av dessa förvandlande ord, låt oss bära kunskapens fackla och omfamna en omtänksam och näringsrik väg till en bättre, skrumpleverfri morgondag. Må enkelheten i detta tillvägagångssätt tjäna som ett ljus av hopp och främja en harmonisk balans mellan medvetet ätande och hälsan hos vår dyrbara lever. Skål för en levande, växtdriven livsstil!